BEI GRIN MACHT SICH IHR WISSEN BEZAHLT

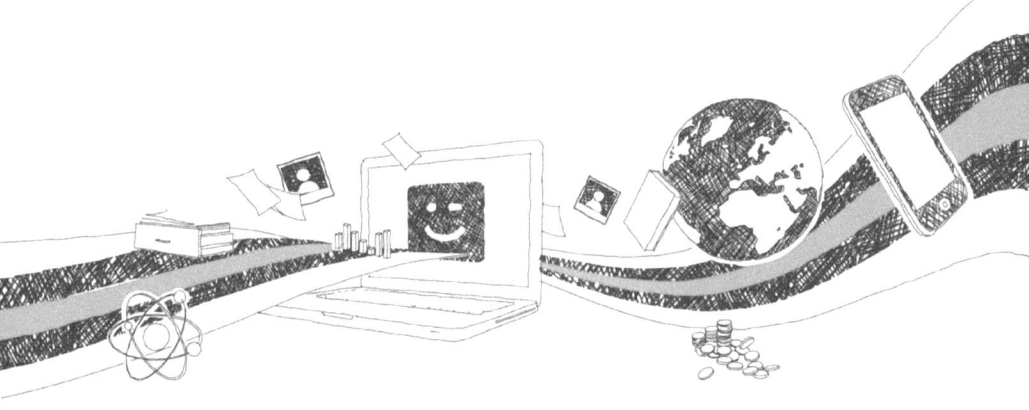

- Wir veröffentlichen Ihre Hausarbeit, Bachelor- und Masterarbeit

- Ihr eigenes eBook und Buch - weltweit in allen wichtigen Shops

- Verdienen Sie an jedem Verkauf

Jetzt bei www.GRIN.com hochladen und kostenlos publizieren

AF131210

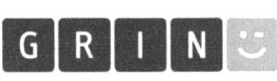

Bibliografische Information der Deutschen Nationalbibliothek:

Die Deutsche Bibliothek verzeichnet diese Publikation in der Deutschen National-bibliografie; detaillierte bibliografische Daten sind im Internet über http://dnb.d-nb.de/ abrufbar.

Impressum:

Copyright © 2013 GRIN Verlag, Open Publishing GmbH
Druck und Bindung: Books on Demand GmbH, Norderstedt Germany
ISBN: 978-3-668-07082-0

Dieses Buch bei GRIN:

http://www.grin.com/de/e-book/308522/psychologie-des-gesundheitsverhaltens-bei-rauchfreiheit-und-ernaehrungsumstellung

Niclas Görres

Psychologie des Gesundheitsverhaltens bei Rauchfreiheit und Ernährungsumstellung

GRIN Verlag

GRIN - Your knowledge has value

Der GRIN Verlag publiziert seit 1998 wissenschaftliche Arbeiten von Studenten, Hochschullehrern und anderen Akademikern als eBook und gedrucktes Buch. Die Verlagswebsite www.grin.com ist die ideale Plattform zur Veröffentlichung von Hausarbeiten, Abschlussarbeiten, wissenschaftlichen Aufsätzen, Dissertationen und Fachbüchern.

Besuchen Sie uns im Internet:

http://www.grin.com/

http://www.facebook.com/grincom

http://www.twitter.com/grin_com

Deutsche Hochschule für

Prävention und Gesundheitsmanagement

Einsendeaufgabe

Fachmodul: Psychologie des Gesundheitsverhaltens

Studiengang: Gesundheitsmanagement

Version Studienbrief: Februar 2012, v7.0

(Datum des Vorwortes, Versionsnummer in Fußzeile des Studienbriefes)

Name, Vorname: Görres, Niclas

Studienort: **Saarbrücken**

Aufgabe 1)

THEMA: Rauchfrei

Zu Aufgabe 1.1.

„Das Vermögen sich selbst zu organisieren und dadurch äußere Anforderungen aktiv und wirkungsvoller gestalten zu können, lässt sich auch als Fähigkeit zur Selbstregulation bezeichnen. Sie stabilisiert sowohl das innere psychische System und nach außen gerichtete Handeln." (Pieter, 2012, Studienbrief Psychologie des Gesundheitsverhaltens, Deutsche Hochschule für Prävention und Gesundheit, Saarbrücken, S.99)

Der Mensch handelt auf Grund von bereits gemachten Erfahrungen und Situationen. Wenn zuvor eine Situation negativ ausgegangen ist, so reagiert bzw. handelt der Mensch in nachfolgend ähnlichen Situationen nicht mehr eigenständig, sondern lässt sich leicht von Anderen beeinflussen, um es besser zu machen. Ist die Situation jedoch positiv ausgegangen, so baut dieses Handeln das Selbstbewusstsein auf und bestätigt das Individuum in ihrem Handeln. Äußere Einflüsse haben kaum noch bis gar keine Wirkung.

Selbstregulationsfähigkeit bedeutet einfach, dass das Individuum unabhängig und selbstständig handelt und wenig von äußeren Umständen beeinflusst werden kann. (vgl. Pieter, 2012, Psychologie des Gesundheitsverhaltens, Deutsche Hochschule für Prävention und Gesundheit, Saarbrücken, S.99)

Zu Aufgabe 1.2.

Nachfolgend kommt ein Fragebogen zur Feststellung der Selbstregulationsfähigkeit.

Tab.1: Ausprägung der Selbstregulationsfähigkeit von Klienten.

Merkmale	Weniger gute Ausprägung - -	mittlere Ausprägung -	Gute Ausprägung +	gute Ausprägung + +
Probleme lösen				

Eigenständiges Handeln				
Kritikfähigkeit				
Prioritäten setzen				
Selbstbewusstsein				
Intrinsische Motivation				
Verlässlichkeit				
Entscheidungs-findung				

Zu Aufgabe 1.3.

Zur Befragung der Kompetenzerwartung wurde ein Fragekatalog genutzt der von JERUSALEM/SCHWARZER (vgl. SCHWARZER, 1996, S. 36) entwickelt wurde.

Tab. 2: Fragekatalog zur Kompetenzerwartung nach JERUSALEM/SCHWARZER (Pieter, 2012, Studienbrief Psychologie des Gesundheitsverhaltens, Deutsche Hochschule für Prävention und Gesundheit, Saarbrücken, S. 108)

	Beurteilungskriterium (Punktwert)	Stimmt nicht (1)	Stimmt kaum (2)	Stimmt eher (3)	Stimmt genau (4)
1	Wenn sich Widerstände auftun, finde ich Mittel und Wege, mich durchzusetzen.				
2	Die Lösung schwieriger Probleme gelingt mir immer, wenn ich mich darum bemühe.				

3	Es bereitet mir keine Schwierigkeiten, meine Ziele zu verwirklichen.				
4	In unerwarteten Situationen weiß ich immer, wie ich mich verhalten soll.				
5	Auch bei überraschenden Ereignissen glaube ich, dass ich gut mit ihnen zurechtkomme.				
6	Schwierigkeiten sehe ich gelassen entgegen, weil ich meinen Fähigkeiten immer vertrauen kann.				
7	Was auch immer passiert, ich werde schon klar kommen.				
8	Für jedes Problem kann ich eine Lösung finden.				
9	Wenn eine neue Sache auf mich zukommt, weiß ich, wie ich damit umgehen kann.				
10	Wenn ein Problem auftaucht, kann ich es aus eigener Kraft meistern.				

Zu Aufgabe 1.4.

Tab. 3:Die von SCHWARZER und JERUSALEM (1999) veröffentlichten Normwerten (Pieter, 2012, Studienbrief Psychologie des Gesundheitsverhaltens, Deutsche Hochschule für Prävention und Gesundheit, Saarbrücken, Anhang S.4)

Erreichter Punkte-wert	Ausprägung der Selbstwirksamkeitserwartung
10-16 Punkte	Sehr geringe Ausprägung
17-24 Punkte	Geringe Ausprägung
25-33 Punkte	Normale bzw. gute Ausprägung
34-44 Punkte	Sehr gute Ausprägung

Tab. 4:Ergebnisse der Befragten Personen nach der Ausprägung der Kompetenzerwartung

Pro-band	Erreichter Punktewert	Ausprägung der Selbstwirksamkeitserwartung
1	31	Normale bzw. gute Ausprägung
2	31	Normale bzw. gute Ausprägung
3	32	Normale bzw. gute Ausprägung
4	31	Normale bzw. gute Ausprägung
5	28	Normale bzw. gute Ausprägung
ø	30,6	Normale bzw. gute Ausprägung

Bewertung:

Wie aus der Tabelle entnommen werden kann ist deutlich zu erkennen, dass alle Probanden eine *„normale bzw. gute Ausprägung"* besitzen. Das zeigt, dass alle Probanden bei vorherigen, ähnlichen Situationen positive Erfahrungen gemacht haben. Die Probanden lassen sich nur bedingt beeinflussen und handeln somit selbstständig. Ihre Selbstwirksamkeitserwartung lässt daraus schlussfolgern, dass ein gutes Selbstbewusstsein vorliegt. Eine Einflussnahme der Umwelt, kommt nur selten vor. Die eigenen Fähigkeiten, das Leben selbst zu organisieren, gestalten und regulieren sind vorhanden.

Aufgabe 2)

THEMA: Ernährungsumstellung

Zu Aufgabe 2.1.

Die Aufgaben in der Intentionsphase werden im Folgenden kurz beschrieben. Die Motive müssen angesprochen, hinterfragt und aktiviert werden, weshalb der einzelne Teilnehmer seine Ernährung umstellen möchte. Zudem soll ein gesundheitsorientiertes Verhalten Motivation sein, die Ernährungsumstellung durchzuziehen. Das Risikoverhalten und die gesundheitlichen Auswirkungen müssen bewusst gemacht werden. Dabei sollte darauf geachtet werden, dass Abwehrmechanismen unterbunden bzw. nicht ausgelöst werden, und der Drang nach Veränderung als Handlungsauslöser dient. Der Berater / Trainer muss die Teilnehmer bei der Kosten-Nutzen-Abwägung unterstützen und in der Selbstwirksamkeitserwartung in Bezug auf die Verhaltensänderung bestärken. Des Weiteren ist eine Unterstützung bei der Intentionsbildung, durch das Einbeziehen der individuellen Bedürfnisse, Umstände und Umgebungsbedingungen, sowie der sozialen und materiellen Faktoren unabdingbar. Das Ziel muss genau definiert und klar formuliert sein, damit es immer vor den Augen der Teilnehmer ist. Grundlage hierfür ist eine realistische Zielsetzung. Dadurch können sie handlungsmotivierend eine Ernährungsumstellung umsetzen. (vgl. Pieter, 2012, Studienbrief Psychologie des Gesundheitsverhaltens, Deutsche Hochschule für Prävention und Gesundheit, Saarbrücken, S. 223)

Zu Aufgabe 2.2.

Untenstehend sehen Sie eine Checkliste mit 6 konkreten Fragen, anhand derer die Hintergründe einer Ernährungsumstellung hinterfragt werden können.

Abb. 1: Checkliste um persönliche Beweggründe der geplanten Verhaltensänderung zu erfragen. (vgl. Pieter, 2012, Studienbrief Psychologie des Gesundheitsverhaltens, Deutsche Hochschule für Prävention und Gesundheit, Saarbrücken, S. 228)

1	Was ist der Grund, weshalb Sie Ihre Ernährung umstellen wollen?
2	Was ist das Ziel Ihrer Umstellung?
3	Wieso behalten Sie Ihre ursprüngliche Ernährung nicht bei?
4	Welchen Vorteil bzw. Nachteil sehen Sie in Ihrer jetzigen Ernährungsweise?
5	Welche Erwartungen haben Sie an die Ernährungsumstellung?
6	Können Sie die Umstellung ohne Probleme vollziehen oder gibt es diverse Risikofaktoren, die bei Nichtbeachtung zum Misserfolg führen könnten?

Diese Checkliste dient dazu, die Klienten zum Nachdenken anzuregen. Es soll erreicht werden, dass ein umdenken und hinterfragen der aktuellen Ernährungsweise zu einer Verhaltensumstellung und letztlich zur Ernährungsumstellung führt. Durch dieses Nachdenken werden **kognitiv-emotionale Prozesse** (z.B. Bewerten, Vergleichen, etc.) angeregt und führt oftmals auch zur Motivation.(vgl. Pieter, 2012, Studienbrief Psychologie des Gesundheitsverhaltens, Deutsche Hochschule für Prävention und Gesundheit, Saarbrücken, S. 228) Nichtsdestotrotz ist eine Unterstützung aus dem privaten Umfeld von Nöten, da ein solcher Schritt eine hohe Belastung an den eigenen Körper und der Psyche ist.

Zu Aufgabe 2.3.

Der Trainer / Berater hat die Aufgabe die Klienten zu unterstützen, ihre geplante Verhaltensumstellung in deren persönliche Zielhierarchie einzuordnen. Dies ist beispielsweise möglich mit einer Mind-Map.

Abb. 2: Mind-Map zur Unterstützung der Verhaltensumstellung (vgl. Pieter, 2012, Studienbrief Psychologie des Gesundheitsverhaltens, Deutsche Hochschule für Prävention und Gesundheit, Saarbrücken, S. 229)Beispielhafte Darstellung

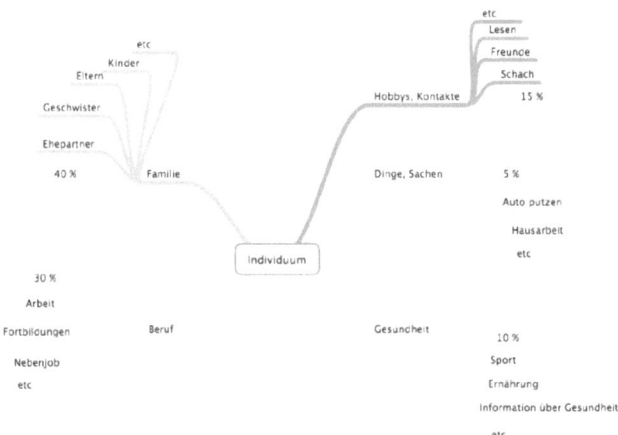

Mittels einer Mind-Map ist es möglich den Klienten bewusst zu machen, was Sie derzeit schon im Alltagsleben erreichen und erreicht haben. Es wird vor Augen geführt, wo sich der Schwerpunkt im alltäglichen Leben befindet, aber auch an welchen Stellen es Probleme gibt.

Nachdem der Trainer die Oberpunkte ausgewählt und benannt hat („Familie", „Beruf", „Hobbys,Kontakte", „Dinge,Sachen" und „Gesundheit"), müssen nun die Teilnehmer die Mind-Map mit ihren persönlichen Unterpunkten ergänzen. Diese Unterpunkte sollten bestimmte Tätigkeiten aber vor allem Ziele sein, die in Zusammenhang mit den Oberpunkten stehen. Abschließend werden die einzelnen Oberpunkte prozentual gewichtet, d.h. der Oberpunkt, der die meiste Zeit in Anspruch nimmt, hat die höchste Prozentzahl. Zusätzlich ist es möglich innerhalb der Oberpunkte noch mal die Unterpunkte prozentual zu differenzieren. (vgl. Pieter, 2012, Studienbrief Psychologie des Gesundheitsverhaltens, Deutsche Hochschule für Prävention und Gesundheit, Saarbrücken, S. 228)

„Für den Berater ergeben sich daraus viele Anknüpfungspunkte für ein Gespräch und der Klient veranschaulicht sich vielleicht erstmals, was er alles zu bewältigen hat. Die Analyse ermöglicht dann auch eine realistische Sicht auf die Handlungsplanung, das Setzen von Prioritäten, die Suche nach Lösungen (...)." (Pieter, 2012, Studienbrief Psychologie des Gesundheitsverhaltens, Deutsche Hochschule für Prävention und Gesundheit, Saarbrücken,S. 228)

Die Absicht des Ganzen ist, dass die Klienten nochmals über ihre Motive sprechen und nachdenken,

1. weshalb sie etwas verändern wollen,

2. was,vor der Absicht etwas umzustellen, für eine Situation herrschte,

3. und was nun das konkrete Ziel ist.

Bei der Einordnung in die Zielhierarchie ist es wichtig mit „**Hin-Zu-**" und „**Weg-Von-Zielen**" zu arbeiten.

Vor allem bei der Einzelberatung ist es möglich hier noch mal zu verdeutlichen, was eine Veränderung einer Ernährungsumstellung für die Gesundheit bedeutet. Diese Ziele motivieren zusätzlich. Hier kann nun die bereits verwendete Mind-Map noch mal modifiziert und die Prozente verändert werden. Die Klienten verändern die Prozentzahlen so, wie sie es sich vorstellen. Beispielsweise steigt dann der Prozentsatz bei Gesundheit, auf Grund einer Ernährungsumstellung und nimmt dafür dann mehr Zeit in Anspruch, allerdings wird somit die Vitalität unterstützt, welches wiederum ein Vorteil für die Freizeitaktivitäten, aber auch Beruf und Familie ist. Es wird bewusst gemacht, dass der Klient selbst handeln muss und nur er sein Verhalten, in dem Fall seine Ernährung, umstellen kann.

Wenn das Ganze in der Gruppe besprochen wird, wirkt die Gruppe selbst als Motivator. Den Klienten wird indirekt verdeutlicht, dass es vielen Menschen genauso ergeht, wenn nicht sogar schlimmer. Dies kann sich positiv auf die Zielsetzung und -erreichung auswirken. Außerdem verstehen die Klienten die Probleme des Anderen und entsteht eine Art Gruppendynamik, bei der alle Teilnehmer gleichzeitig mitziehen und sich gegenseitig unterstützen.

<u>Zu Aufgabe 2.4.</u>

Den Teilnehmern muss verdeutlicht werden, dass der aufgebrachte Aufwand mehr Vorteile mit sich bringt als Nachteile. Der Nutzen für die Klienten muss somit herausgestellt werden. Deshalb müssen alle Faktoren des Klienten mit einbezogen sein.

Mittels des Vierfelder-Schema werden die kurzfristigen und langfristigen Veränderungen festgehalten, aber auch was für Folgen es mit sich bringt, bei Beibehaltung des derzeitigen Verhaltens. Wichtig ist, dass der Klient selbst die Tabelle ausfüllt. Dadurch werden die Umstände ins Bewusstsein gerufen. (Pieter, 2012, Studienbrief Psychologie des Gesundheitsverhaltens, Deutsche Hochschule für Prävention und Gesundheit, Saarbrücken, S. 231)

Abb. 3: Beispiel eines Vierfelder-Schema einer Kosten-Nutzen-Analyse zur Ernährungsumstellung (vgl. Pieter, 2012, Studienbrief Psychologie des Gesundheitsverhaltens, Deutsche Hochschule für Prävention und Gesundheit, Saarbrücken, S.231)

Folgen	Beibehaltung	Veränderung
Kurzfristige	- keinen Stress - keine Unkosten - wenig Zeitaufwand	- Finanzielle Belastung - Durchhaltevermögen wegen Umstellung - Hoher Zeitaufwand
Langfristige	- Gewichtszunahme - ungesunde Lebensweise führt zu vermehrter Krankheit - Unwohlsein	- Vitalität - Wohlbefinden - Gesundheit - Gewichtsreduktion

Durch ein Pro- und Contra-Vergleich der kurzfristigen und langfristigen Folgen bei Beibehaltung oder Veränderung der Ernährung wird klar, inwiefern der Klient zu einer Veränderung steht und seine Selbstwirksamkeit bei der Entscheidung mitbestimmt. Die positiven, sowie negativen Aspekte werden maßgeblich von früheren Ereignissen beeinflusst und zusätzliche Barrieren, die einem Erfolg im Wege stehen, müssen aufgedeckt, sowie passende Lösungen gefunden werden.

Selbstwirksamkeit, vorhandene Barrieren und ein Pro-Contra-Vergleich stehen im Zusammenhang und bilden ein Zusammenspiel. (Pieter, 2012, Studienbrief Psychologie des Gesundheitsverhaltens, Deutsche Hochschule für Prävention und Gesundheit, Saarbrücken, S. 229)

„Im Zusammenspiel dieser drei Faktoren entstehen beim Klienten Kognitionen, die sowohl die Entscheidung für das Ziel wie auch die Volition im Handlungsverlauf fördernd oder hemmend beeinflussen kann." (Pieter, 2012, Studienbrief Psychologie des Gesundheitsverhaltens, Deutsche Hochschule für Prävention und Gesundheit, Saarbrücken, S. 229 ff)

Genau da muss der Trainer ansetzen und mittels des Vierfelder-Schemas den Klienten überzeugen einen großen Aufwand zu betreiben, um einen noch größeren Nutzen davon zu haben. Bei der Anwendung muss der Berater auf das Verhältnis zwischen rationaler und emotionaler Formulierung achten. Denn bei mehrheitlich rationalen Aussagen in der Beibehaltungsspalte und mehrheitlich emotionalen Aussagen in der Veränderungsspalte ist der Wille etwas zu ändern nur schwach ausgeprägt. Des Weiteren muss darauf eingegangen werden, weshalb der Klient überhaupt eine Ernährungsumstellung machen will. Diese Gründe müssen klar formuliert sein und regen den Klienten wieder einmal an, nachzudenken was der Zweck seiner Bemühungen ist. Zudem sollte auf die Verteilung der Aspekte geachtet werden, d.h. in welcher Quantität sie in der Veränderungs- bzw. Beibehaltungsspalte vorkommen. Denn hierbei wird deutlich, wie weit sich der Einzelne schon mit dem Thema beschäftigt hat. Falls bedeutend mehr Aspekte bei den kurzfristigen Folgen stehen als bei den Langfristigen, so ist deutlich zu erkennen, dass der Klient sich nicht bewusst darüber ist, welche Konsequenzen eine Ernährungsumstellung hat. Bei der Ausarbeitung der Barrieren muss beachtet werden, inwiefern diese den Klienten beeinflussen und wenn ja, wie stark sie auf sein Verhalten Einfluss nehmen. (vgl. Pieter, 2012, Studienbrief Psychologie des Gesundheitsverhaltens, Deutsche Hochschule für Prävention und Gesundheit, Saarbrücken, S. 231) „Im Gespräch sollte versucht werden, eine möglichst **hohe Einheit zwischen rationeller und emotionaler Begründung der Veränderungsabsicht sowie ein Überwiegen der Veränderungsvorteile** zu erreichen." (Pieter, 2012, Studienbrief Psychologie des Gesundheitsverhaltens, Deutsche Hochschule für Prävention und Gesundheit, Saarbrücken, S. 231)

<u>Zu Aufgabe 2.5.</u>

(vgl. Pieter, 2012, Studienbrief Psychologie des Gesundheitsverhaltens, S. 233)

S   M   A   R   T   -   Formel

spezifisch – messbar – attraktiv – realistisch – terminiert

Ich gehe 1x wöchentlich in das Gesundheitsstudio XY und nehme dort an dem Ernährungskurs teil. Täglich esse ich mindestens 500 g Gemüse und 500 g Obst. Zusätzlich trinke ich 2,5 Liter Wasser am Tag. Mein Abiball-Anzug sitzt wieder wie angegossen und in die alten Shorts passe ich auch bald wieder rein. In den nächsten 2 Monaten nehme ich weiterhin 2-4 kg ab und halte dann mein Wunschgewicht. Außerdem besuche ich ab nächster Woche 1x wöchentlich ein Herz-Kreislauf-Training. Meine Ehefrau ist jetzt schon sichtlich begeistert von meiner wiedergewonnenen Vitalität und Lebenskraft.

Aufgabe 3)

<u>Zu Aufgabe 3.1.</u>

Manfred Bauer, 43 Jahre, ist verheiratet und hat 3 Kinder (Sohn 15, Tochter 18, Sohn 21). Er raucht seit dem 17.Lebensjahr und ist seit dem 20.Lebensjahr berufstätig als LKW-Fahrer. Seit dem 35. Lebensjahr ist er auf Grund seines Berufs nur noch am Wochenende daheim und isst deshalb viel Fast Food, fettige Gerichte und Süßigkeiten. Sein aktuelles Körpergewicht beträgt 146 kg und er ist 1,75 m. Er macht keinen Sport. Wenn er am Wochenende zuhause ist, liegt er gerne auf dem Sofa und guckt TV.

<u>Zu Aufgabe 3.2.</u>

Nachfolgend wird beschrieben, wie Manfred Bauer die einzelnen Stufen des Transtheoretischen Modells (TTM) durchläuft.

Manfred Bauer weiß, dass er ein paar Kilo zu viel hat. Allerdings behauptet er, dass ihn das nicht stört und auch keines Wegs im Alltag behindert. Das Übergewicht stellt keine Herausforderung bzw. Problem dar und ist auch nicht gesundheitsschädigend, da er im Moment keine gesundheitlichen Probleme hat und auch vorher noch nichts Außergewöhnliches aufgetreten sei. Auf die Frage, weshalb er so viel wiegt, antwortet er immer: „Dafür kann ich nichts. Ich bin LKW-Fahrer und bin nur am Wochenende daheim. Wie soll ich da etwas Gesundes essen können, geschweige denn von Sport machen?!" Herr Bauer hat keine Absicht sein Verhalten innerhalb der nächsten 6 Monate oder daraus zu ändern. (vgl. Pieter, 2012, Studienbrief Psychologie des Gesundheitsverhaltens, Deutsche Hochschule für Prävention und Gesundheit, Saarbrücken, S.173, 174)

Um Herrn Bauer zu unterstützen, muss er zunächst über gesundheitliche Risiken aufgeklärt werden. Vor allem muss das Problem greifbar und real sein, sodass Herr Bauer es auf sich selbst beziehen kann. Das Fehlverhalten muss angesprochen und thematisiert werden. Ausreden und Abwehrmechanismen sollten umgangen bzw. ausgeschaltet und Handlungsauslöser eingeschaltet bzw. ausgelöst werden.

Als Berater kann ein Gesundheitscheck durchgeführt und dem Klienten anschließend seine prozentualen Werte der Körperzusammensetzung vorgelegt und erklärt werden, was es für Folgen habe, wenn er nichts an seinem Gewicht ändert. Zusätzlich sind Informationsmaterialien, z.B. von Fachzeitschriften und Filme zur Unterstützung ideal, um die Problematik bewusster zu machen.

Des Weiteren ist ein Auszug von ausgewählten gesunden Mahlzeiten hilfreich, die Herr Bauer trotz Arbeit und langer Fahrten benutzen kann um so die ungesunde Nahrungsaufnahme zu reduzieren. Als Beispiel hierfür könnte man Gemüse-Sticks nehmen. Diese kann Manfred Bauer während der Fahrt zu sich nehmen, anstatt zu Chips oder Schokolade zu greifen.

Herr Bauer sieht ein, dass er zu dick ist. Zudem bestätigt er einige Probleme im Alltag und klagt über langjährig anhaltende Atemprobleme. Trotz der Einsicht will er nichts großartig ändern. Eine Veränderung wird mit sehr hohem Aufwand verbunden und der daraus folgende Nutzen ist noch nicht klar erkennbar. Der endgültige Entschluss den entscheidenden Schritt zu gehen könnte innerhalb der nächsten 6 Monate fallen. (vgl. Pieter, 2012, Studienbrief Psychologie des Gesundheitsverhaltens, Deutsche Hochschule für Prävention und Gesundheit, Saarbrücken, S.173, 174 ff.)

In dieser Phase muss der Nutzen vom Klienten höher eingestuft werden, als der Aufwand der betrieben werden muss, um zum Ziel zu gelangen. Außerdem müssen die kurzfristigen, sowie die langfristigen Vor- und Nachteile verdeutlicht werden.

Hierbei ist es zum Einen hilfreich die Kosten-Nutzen-Waage zu benutzen, zum Anderen eine Pro- und Contra-Tabelle zum Vergleich des derzeitigen Verhaltens mit einer Veränderung des Verhaltens und mit Einbindung von Risikofaktoren, die ihn an der Realisierung hindern könnten, zu verwenden.

Bei der Kosten-Nutzen-Waage muss Manfred alle Vorteile und Nachteile einer Gewichtsreduktion aufschreiben. Diese dann unterschiedlich gewichten. Anschließend sollte herauskommen, dass eine Gewichtsreduktion vorteilhafter ist, als eine Beibehaltung der jetzigen Lebensweise. Manfred Bauer muss bewusst werden, dass der Nutzen größer und für ihn tendenziell wichtiger ist, als der damit verbundene Aufwand.

Tab. 5: Beispielhafte und abgeänderte Kosten-Nutzen-Waage in Form einer Tabelle (vgl. Pieter, 2012, Studienbrief Psychologie des Gesundheitsverhaltens, Deutsche Hochschule für Prävention und Gesundheit, Saarbrücken, S.230)

Kosten Gewichtsreduktion	Nutzen Gewichtsreduktion
Zeitlich aufwändig (10 kg)	Vitalität, Fitness (8 kg)

Finanzielle Belastung durch Umstellung der Ernährung und sportliche Aktivität (8 kg)	Gesündere Lebensweise führt unter anderem einem verringerten Erkrankungsrisiko und dadurch zu mehr Lebensjahren (13 kg)
Benötigt ein hohes Durchhaltevermögen und Unterstützung der Familie (8 kg)	Körperliches Wohlbefinden (11 kg)
Schwere Kombination mit Berufsleben (11 kg)	Bessere Figur (9 kg)

Hingegen eine Pro- / Contra-Tabelle folgendes beinhalten sollte:

Tab. 4: Beispiel einer Pro- / Contra-Tabelle zur Erfassung der Entscheidungsbalance (vgl. Pieter, 2012, Studienbrief Psychologie des Gesundheitsverhaltens, Deutsche Hochschule für Prävention und Gesundheit, Saarbrücken, S.231)

Ich habe die Absicht folgendes zu verändern: Gewichtsreduktion		
Für Veränderung spricht:	Für Beibehaltung spricht:	Was mich an der Realisierung hindern könnte:

Hierdurch können Risiken abgeklärt werden, die zum Misserfolg führen können und gleichzeitig Lösungen gemeinsam erarbeitet werden um einen Erfolg sicherzustellen. Oftmals sind die Risikofaktoren eine Art Abwehrmechanismus. Beispielsweise wird Manfred Bauer an dieser Stelle einbringen, dass er selten daheim ist um Sport zu machen und sich gesund zu ernähren. Dies ist allerdings ein Vorwand, da es auch andere Möglichkeiten gibt sich gesund zu ernähren bzw. sportlich aktiv zu werden. Denn wenn Manfred beruflich unterwegs ist, kann er sich anstatt ein Schnitzel mit Pommes Frites und Salat, nur einen Salat bestellen. Dazu ein Glas Wasser statt Cola. Ein Fahrrad ist auch leicht verstaut, sodass er in seiner Pause auch mal eine Runde mit Rad drehen kann. Ziel ist, dass eine Veränderung machbar ist und nicht unlösbar.

Ein weiterer Vorteil dieser Darstellung ist, dass auch hier wieder Vor- und Nachteile einer Gewichtsreduktion gegenüber gestellt werden. Eine Kombination mit der Kosten-Nutzen-Waage ist denkbar.

In dieser Phase wird Manfred Bauer noch mehr Nachteile sehen als Vorteile, bzw. die Gewichtung der Nachteile wird größer sein als die der Vorteile.

Stufe 3: Die Vorbereitung

Der Entschluss ist gefasst abzunehmen. Der Nutzen wird endlich höher eingestuft als der Aufwand. Die ersten Schritte werden getätigt bzw. der Wille etwas zu ändern ist da. Herr Bauer denkt nun mehr an die Zukunft, die noch vor ihm liegt, als an die Vergangenheit. Er will handeln und dies möglichst schnell. Es ist zu erwarten, dass er innerhalb der nächsten 30 Tage beginnt zu handeln und somit sein Gewicht zu reduzieren. (Pieter, 2012, Studienbrief Psychologie des Gesundheitsverhaltens, Deutsche Hochschule für Prävention und Gesundheit, Saarbrücken, S. 175, 176)

Eine Möglichkeit ihn dazu zu bewegen, Gewicht abzunehmen, ist ein speziell auf ihn gerichteter Trainings- und Ernährungsplan. Dabei wird direkt Bezug auf seine Person genommen und seine körperlichen Probleme, aber auch Vorlieben für Essen. Hierdurch ist es möglich schon im Vorhinein ein Training zu steuern, ob die ausgesuchten Übungen, sportlichen Aktivitäten und der Ernährungsplan passen, sowie in der Realität umsetzbar sind.

Eine weitere Möglichkeit ist, ihm ein Abnehmprogramm zu präsentieren. Dadurch werden soziale Kontakte mit Leuten aufgebaut, die die ähnlichen Probleme haben. Hierbei wird auf einen Gruppeneffekt gezielt, wodurch die Teilnehmer sich gegenseitig motivieren und bei der Sache bleiben.

Manfred Bauer ist in dieser Phase mehr als einen Tag, aber weniger als 6 Monate, aktiv tätig. Er geht gezielt das Ziel Gewichtsreduktion an. Auf Grund des sehr hohen Aufwandes benötigt der 43-Jährige viele Motivatoren und Anreize nicht aufzugeben. (Pieter, 2012, Studienbrief Psychologie des Gesundheitsverhaltens, Deutsche Hochschule für Prävention und Gesundheit, Saarbrücken, S. 176,177)

Falls Herr Bauer sich für das Abnehmprogramm entschieden hat, sollte er immer wieder von einem Trainer betreut werden. Bei der Betreuung sollten die Fortschritte erfragt und weitere Tipps aufgezeigt werden. Zudem sollen die Fachtrainer das Programm realitätsnah weitergeben, d.h. dass es auch umsetzbar ist und Herr Bauer damit im Alltag auch zurechtkommt.

Bei dem persönlichen Trainings- und Ernährungsplan ist es wichtig zu kontrollieren, ob eine Einhaltung gewährleistet ist. Es ist wichtig den Kundenkontakt herzustellen und sicherzustellen. Der Klient muss merken, dass der Trainer voll und ganz hinter ihm steht und unterstützt. Spaß sollte hier noch eine Rolle spielen, da mit Spaß der Funken zum Tun leichter überspringt. Dabei ist zu beachten, dass vor allem am Anfang kleine Ziele gesetzt werden, die realisierbar und erreichbar sind. Dadurch ist es möglich, Manfred weiterhin zu motivieren bzw. er sich selbst durch sein Handeln motiviert. Es fällt ihm leichter sein Gewicht zu reduzieren, wenn er ständig kleinere Ziele erreicht, somit wird er angespornt noch mehr zu machen. Die Anstrengung ist nun erträglicher, da ein ständiger Erfolg vorliegen wird.

Eine weitere Möglichkeit ist, mit dem Klienten anfänglich gemeinsam einzukaufen. So ist gewährleistet, dass bei der Umstellung einer Ernährung auch die richtigen Zutaten / Nahrungsmittel vorhanden sind und worauf wert gelegt werden muss. Anschließend noch ein gemeinsames Kochen, klärt nun auch die letzten Fragen der Klienten.

Herr Bauer hat sein Gewicht reduziert und ist immer noch dabei zu reduzieren. Er ist schon seit mehr als 6 Monaten dabei sich sportlich zu betätigen und achtet auf seine Ernährung. Sein Verhalten hat sich mittlerweile in sein Alltagsleben integriert. Dennoch sind Rückschläge immer noch möglich. (Pieter, 2012, Studienbrief Psychologie des Gesundheitsverhaltens, Deutsche Hochschule für Prävention und Gesundheit, Saarbrücken, S. 177)

Wie schon bei Stufe 4, muss auch hier immer wieder kontrolliert werden, ob die Gewichtsreduktion bzw. das Wunschgewicht erreicht oder sogar schon gehalten wird. Des Weiteren sollten die Ziele evtl. neu angepasst und formuliert werden.

Regelmäßige Trainingskontrollen im Studio bzw. im Kurs sind unabdingbar. Dadurch schleichen sich keine Fehler in der Bewegungsausführung ein und ein gesundheitsschädigendes trainieren wird präventiv ausgeschaltet. Außerdem sollten Gesundheitschecks gemacht werden. Dadurch erhält man auch einen Einblick in die Bioimpedanz, sodass eine Art Kontrolle der Ernährungsumstellung auch hier gewährleistet werden kann.

Neue Ziele für das Training sind sehr wichtig um den Klienten weiterhin motiviert zu halten. Durch neue Übungen und neue Ziele werden neue Anreize gesetzt weiter zu machen und nicht aufzuhören. Auch hier werden durch neue Ziele und Anreize präventiv einem gesundheitsschädigendem Verhalten entgegengewirkt.

Literaturverzeichnis

Pieter, 2012, Studienbrief Psychologie des Gesundheitsverhaltens, Deutsche Hochschule für Prävention und Gesundheit, Saarbrücken, S. 99, 108 173, 174, 175, 176, 177, 230, 223, 228, 229, 231, 233

Pieter, 2012, Studienbrief Psychologie des Gesundheitsverhaltens, Deutsche Hochschule für Prävention und Gesundheit, Saarbrücken, Anhang S.4

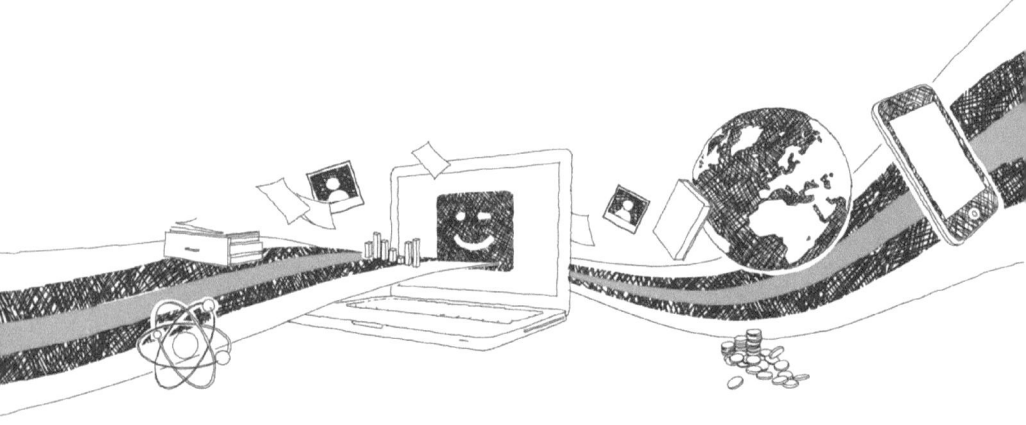
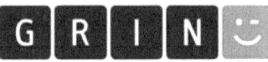